KNÖDELTRÄUME AUS ÖSTERREICH

Traditionelle Rezepte und Moderne Variationen

Mag. Eva Prasch

CONTENTS

Title Page

I. Einleitung — 3

A. Die Bedeutung der Knödel in der österreichischen Küche — 4

B. Ziel des Buches und Herangehensweise — 6

II. Die Grundlagen der Knödel — 8

A. Geschichte und Herkunft der österreichischen Knödel — 10

B. Zutaten und Ausrüstung — 12

C. Tipps und Tricks für die Zubereitung — 14

III. Klassische österreichische Knödel — 16

A. Semmelknödel aus Wien — 18

B. Speckknödel aus Tirol — 20

C. Erdäpfelknödel aus der Steiermark — 22

D. Kaspressknödel aus Vorarlberg — 24

E. Marillenknödel aus der Wachau — 26

F. Kärntner Reindling-Knödel — 28

G. Salzburger Nockerl-Knödel — 31

IV. Moderne Variationen — 33

A. Vegetarische Knödel — 34

B. Internationale Fusion — 40

C. Dessert-Knödel — 45

V. Beilagen und Saucen — 50

A. Traditionelle Knödelsaucen 52

B. Moderne Begleiter für Knödel 54

VI. Tipps zur Aufbewahrung und Resteverwertung 56

VII. Danksagung an Leserinnen und Leser 58

Über mich 60

Impressum 62

https://evaprasch.com/

I. EINLEITUNG

Die Knödel sind ein unverzichtbarer Bestandteil der österreichischen Küche und verkörpern die herzhafte, traditionelle Esskultur dieses Landes.
Von Semmelknödeln in Wien bis zu Speckknödeln in Tirol, von süßen Marillenknödeln in der Wachau bis zu herzhaften Kaspressknödeln in Vorarlberg – die Vielfalt der österreichischen Knödel ist beeindruckend.

Dieses Buch lädt Dich dazu ein, in die Welt der österreichischen Knödel einzutauchen, angefangen bei den klassischen Rezepten, die seit Generationen überliefert werden, bis hin zu modernen Variationen, die die traditionelle Knödelküche neu interpretieren.

Tauche mit mir ein in die Geschichte, die Zubereitung und die kreativen Möglichkeiten, die die österreichischen Knödel bieten.
Ganz gleich, ob Du Knödelneuling oder -kenner bist, dieses Buch wird Dir inspirierende Einblicke in die kulinarische Welt der Knödel bieten.
Lass uns gemeinsam die Reise in die Welt der "Knödelträume aus Österreich" beginnen.

A. DIE BEDEUTUNG DER KNÖDEL IN DER ÖSTERREICHISCHEN KÜCHE

Die österreichische Küche hat eine reiche kulinarische Tradition, die von Region zu Region variiert und sich oft auf herzhafte, nahrhafte Gerichte stützt.

In diesem gastronomischen Reigen spielen Knödel eine herausragende Rolle. Die Bedeutung der Knödel in der österreichischen Küche kann kaum überschätzt werden, denn sie verkörpern die Seele und den Charakter dieser kulinarischen Kultur.

Knödel sind nicht nur ein einfaches Gericht aus Teig und unterschiedlichen Füllungen, sondern sie sind ein Symbol für die österreichische Gastfreundschaft und die Liebe zur guten, bodenständigen Küche.

Sie verbinden Generationen miteinander und sind in vielen österreichischen Familien Rezepten fest verankert. Von Kindheit an lernen die zukünftigen jungen Köchinnen und Köche die Geheimnisse der Knödelzubereitung von ihren Eltern und Großeltern, und so werden diese Rezepte über die Jahre weitergegeben und bewahrt.

Die Vielfalt der Knödel in Österreich spiegelt die Vielfalt des Landes wider. Jede Region hat ihre eigenen Knödelvariationen, sei es in Form von Semmelknödeln, Erdäpfelknödeln, oder anderen Varianten.

Diese Vielfalt ist das Ergebnis der historischen und geografischen Besonderheiten des Landes, und sie macht die österreichische Knödelküche zu einer der abwechslungsreichsten in ganz Mitteleuropa.

Die Bedeutung der Knödel erstreckt sich über den Esstisch hinaus. Sie sind Teil von Festen und Feiern, von traditionellen Volksfesten und Weihnachtsmärkten.

In der österreichischen Gastronomie sind Knödel ein Muss auf vielen Speisekarten, von gemütlichen Landgasthöfen bis zu gehobenen Restaurants. Sie sind ein Inbegriff der österreichischen Küche und ein kulinarisches Aushängeschild, das Besucher aus aller Welt anlockt.

In diesem Buch werde ich die Bedeutung der Knödel in der österreichischen Küche in all ihren Facetten mit Dir erkunden. Von den traditionellen Rezepten, die die Wurzeln der Knödelküche widerspiegeln, bis zu den modernen Variationen, die zeigen, wie diese Tradition lebendig bleibt und sich immer wieder neu erfindet.

Sehen wir uns gemeinsam die Welt der österreichischen Knödel an und lasse dich von ihrer Vielfalt und ihrem Geschmack verzaubern.

B. ZIEL DES BUCHES UND HERANGEHENSWEISE

Das vorliegende Buch verfolgt gleich mehrere Ziele und eine spezifische Herangehensweise, um Dir eine umfassende Erfahrung in der Welt der österreichischen Knödel zu bieten.

Mein erstes Ziel ist es, die reiche kulinarische Tradition Österreichs zu feiern und insbesondere die vielfältige Welt der Knödel in den Mittelpunkt zu stellen.
Ich möchte die Bedeutung dieser herzhaften Köstlichkeiten in der österreichischen Küche hervorheben und gleichzeitig ihre Flexibilität und Wandlungsfähigkeit aufzeigen.
Die Knödel sind nicht nur traditionelle Gerichte, sondern bieten auch Raum für kreative Interpretationen und moderne Variationen.

Meine Herangehensweise basiert auf einer ausgewogenen Kombination von Tradition und Innovation.
Ich werde die klassischen Rezepte für österreichische Knödel sorgfältig präsentieren und ihre Geschichte sowie regionale Unterschiede beleuchten.

Dies bildet die solide Grundlage, auf der die österreichische Knödelküche aufgebaut ist. Zugleich werde ich aber auch moderne Interpretationen und zeitgenössische Variationen vorstellen, um zu zeigen, wie sich die österreichischen Knödel im Laufe der Zeit entwickelt haben und wie sie sich an zeitgemäße Geschmäcker und Ernährungsbedürfnisse anpassen.

Ich lade Dich ein, diese kulinarische Reise mit mir anzutreten, bei der ich von den Wurzeln der österreichischen Knödelküche bis zu den kreativen Horizonten der Gegenwart und Zukunft vordringen.

Mein Ziel ist es, Dich mit Inspiration und Information zu versorgen, egal ob Du ein erfahrener Koch oder eine begeisterte Anfängerin in der Küche bist.
Ich hoffe, dass dieses Buch dazu beiträgt, die Faszination der österreichischen Knödel zu teilen und Dir zahlreiche Gründe gibt, selbst in die Küche zu treten und diese köstlichen Kreationen zuzubereiten.

II. DIE GRUNDLAGEN DER KNÖDEL

Die Grundlagen der Knödel bilden das solide Fundament für die kulinarische Reise, die ich in diesem Buch unternehme.
Um die Welt der österreichischen Knödel in ihrer ganzen Vielfalt zu verstehen und zu schätzen, ist es unerlässlich, die essentiellen Grundlagen zu beherrschen.
In diesem Abschnitt werde ich mich den Wurzeln der Knödelküche widmen, von der Herkunft bis zu den wichtigsten Zutaten und Zubereitungstechniken.

Die Geschichte der Knödel in Österreich ist reichhaltig und von regionalen Einflüssen geprägt.
Ich werde mit Dir einen Blick auf die historische Entwicklung dieser Gerichte werfen und Du wirst verstehen, wie sie zu dem wurden, was sie heute sind.

Dies umfasst auch die Einflüsse der österreichischen Küche durch die Jahrhunderte und die kulturellen Aspekte, die die Entstehung und Verbreitung von Knödelrezepten beeinflusst haben.

Ein weiterer Schlüsselaspekt bei der Zubereitung von Knödeln sind die Zutaten und die benötigte Ausrüstung. Ich werde die Hauptbestandteile von Knödelteig, wie Mehl, Wasser und Eier, sowie regionale Variationen und spezielle Zutaten für verschiedene Knödelarten aufzeigen.
Ebenso werde ich die notwendige Ausrüstung, von Knödelformen

bis zu Kochtöpfen mit Dir unter die Lupe nehmen, um sicherzustellen, dass Du bestens vorbereitet bist, um köstliche Knödel zuzubereiten.

Die Grundlagen sind der Schlüssel zu perfekten Knödeln, und ich werde Dir alle Informationen bieten, die Du benötigst, um dieses traditionelle österreichische Gericht in seiner besten Form zu genießen.
Gleichzeitig werde ich Dich dazu ermutigen, kreativ zu werden und die Grundlagen zu nutzen, um eigene Variationen zu entwickeln.
Die Welt der Knödel ist vielfältig und ich lade Dich auf dieser kulinarischen Reise ein, um mit mir alle Facetten zu entdecken.

A. GESCHICHTE UND HERKUNFT DER ÖSTERREICHISCHEN KNÖDEL

Die Geschichte der österreichischen Knödel reicht weit zurück und spiegelt die kulturelle und kulinarische Entwicklung dieses vielfältigen Landes wider.

Knödel, als einfache Teigklöße, haben eine lange Geschichte und sind in vielen Teilen der Welt zu finden. Dennoch haben sie in Österreich eine besondere Bedeutung und sind zu einem integralen Bestandteil der heimischen Küche geworden.

Die Ursprünge der österreichischen Knödel sind nicht genau datierbar, aber sie lassen sich auf die mittelalterliche Küche zurückführen.

Zu dieser Zeit entwickelten sich in den Regionen, die heute zu Österreich gehören, unterschiedliche Knödelvariationen, die auf die Verfügbarkeit von Zutaten und die lokalen kulinarischen Traditionen zurückzuführen waren.

Die Verwendung von Brot oder Semmeln (Brötchen) als Basis für Knödel war weit verbreitet, da Brot ein Grundnahrungsmittel war.

Knödel waren von Anfang an ein einfaches, nahrhaftes Gericht, das die Menschen in den Alpenregionen sättigte. Sie waren nicht nur günstig und leicht zuzubereiten, sondern boten auch die Möglichkeit, **Reste von Brot oder anderem Gebäck wiederzuverwerten**. Dieser pragmatische Ansatz spiegelt sich bis heute in der österreichischen Knödelküche wider.

Im Laufe der Jahrhunderte haben sich regionale Variationen entwickelt, von den herzhaften Speckknödeln in Tirol bis zu den süßen Marillenknödeln in der Wachau.
Die Knödel wurden zu einem festen Bestandteil von Festen und Feiern in Österreich und sind untrennbar mit traditionellen Veranstaltungen wie dem Oktoberfest oder der Weihnachtszeit verbunden.

Ich werde mit dir die spannende Geschichte und die kulturellen Einflüsse beleuchten, die zur Entstehung und Verbreitung der österreichischen Knödel beigetragen haben.
Ich werde die Entwicklung der Rezepte und die Bedeutung dieser Gerichte für die österreichische Identität genauer betrachten.
Die Geschichte der Knödel ist ein faszinierendes Kapitel in der kulinarischen Kultur Österreichs, und ich freue mich darauf, Dich auf eine Reise in die Vergangenheit mitzunehmen, um die Wurzeln dieser köstlichen Gerichte zu erkunden.

B. ZUTATEN UND AUSRÜSTUNG

Die Herstellung von köstlichen österreichischen Knödeln erfordert nicht nur sorgfältige Zubereitungstechniken, sondern auch die richtigen Zutaten und die passende Ausrüstung.
Hier findest Du die essentiellen Komponenten, die für die Zubereitung von Knödeln in höchster Qualität unerlässlich sind:

Mehl:
Mehlsorten wie Weizenmehl und Semmelbrösel sind die Hauptbestandteile von Knödelteig. Die Wahl der richtigen Mehlsorte beeinflusst die Konsistenz und den Geschmack der Knödel.

Eier:
Eier werden oft in den Teig gemischt, um die Konsistenz der Knödel zu verbessern und ihnen eine angenehme Bindung zu verleihen.

Flüssigkeit:
Je nach Art der Knödel können Wasser, Milch oder Brühe als Flüssigkeit im Teig verwendet werden. Die Flüssigkeit trägt zur Geschmacksintensität bei.

Gewürze und Kräuter:
Salz und Pfeffer sind Grundgewürze, die den Geschmack der Knödel unterstreichen. Darüber hinaus werden oft frische Kräuter wie Petersilie, Schnittlauch oder Majoran hinzugefügt, um den Knödeln eine aromatische Note zu verleihen.

Füllungen:

Je nach Knödelart können Füllungen wie Speck, Käse, Pilze, oder Marillen (für süße Knödel) hinzugefügt werden. Diese Füllungen verleihen den Knödeln ihren charakteristischen Geschmack.

Ausrüstung:
Zur Zubereitung von Knödeln benötigst Du grundlegende Küchengeräte wie eine Schüssel, einen Kochlöffel, ein Nudelholz, ein Messer und eine Arbeitsfläche. Für bestimmte Knödelarten sind spezielle Formen oder Werkzeuge erforderlich.

Die Wahl der Zutaten und die richtige Verarbeitung sind entscheidend für den Erfolg Ihrer Knödel. Die Konsistenz des Teigs, die Abstimmung der Zutaten und die sorgfältige Zubereitung sind der Schlüssel zu köstlichen Knödeln.
Ich werde Dir detaillierte Anleitungen zur Auswahl und Verwendung der richtigen Zutaten sowie zur korrekten Zubereitung des Teigs bereitstellen.

Zudem werde ich auf die notwendige Ausrüstung eingehen, die für die Herstellung von Knödeln benötigt wird.
Ich werde Dir Empfehlungen für Küchengeräte und Hilfsmittel geben, die den Prozess erleichtern und sicherstellen, dass Deine Knödel in Form und Geschmack sensationell sind.

Die richtigen Zutaten und die passende Ausrüstung sind der Ausgangspunkt für die Zubereitung von köstlichen österreichischen Knödeln. Indem Du Dich mit diesen Grundlagen vertraut machst, wirst Du bestens gerüstet sein, um die Rezepte in diesem Buch erfolgreich umzusetzen und Deine eigenen Knödelkreationen zu entwickeln.

C. TIPPS UND TRICKS FÜR DIE ZUBEREITUNG

Die Zubereitung von Knödeln mag auf den ersten Blick unkompliziert erscheinen, aber es gibt einige wichtige Tipps und Tricks, die den Unterschied zwischen durchschnittlichen und herausragenden Knödeln ausmachen können.

In diesem Abschnitt werde ich Dir wertvolle Ratschläge geben, die Deine Knödel zu perfekten, geschmackvollen Kreationen machen.

Konsistenz des Teigs:

Die Konsistenz des Knödelteigs ist entscheidend. Ein zu trockener Teig führt zu festen und trockenen Knödeln, während ein zu feuchter Teig die Knödel auseinanderfallen lassen kann. Achte darauf, die Flüssigkeitsmenge genau abzustimmen und den Teig gründlich zu kneten.

Gewürze und Kräuter:

Gewürze und Kräuter sind der Schlüssel zur Aromatisierung deiner Knödel. Sei mutig und experimentiere mit verschiedenen Gewürzen und Kräutern, um den Geschmack deiner Knödel zu verfeinern.

Füllungen:

Wenn Du Knödel mit Füllungen zubereitest, achte darauf, die Füllung gleichmäßig zu verteilen, um sicherzustellen, dass sie gut in den Teig eingeschlossen ist.

Formgebung:

Die richtige Formgebung ist wichtig, um gleichmäßige und

gut geformte Knödel zu erhalten. Achte darauf, den Teig gleichmäßig zu portionieren und die Knödel gut zu rollen oder zu formen.

Kochtechnik:
Das Kochen der Knödel erfordert Geduld. Lasse die Knödel in leicht siedendem Wasser ziehen, anstatt sie heftig zu kochen, um ein Auseinanderfallen zu verhindern.

Variationen:
Ermutige Dich selbst, kreativ zu sein. Experimentiere mit verschiedenen Zutaten, Formen und Präsentationen, um einzigartige Knödelkreationen zu kreieren.

Aufbewahrung und Resteverwertung:
Knödel lassen sich gut aufbewahren und können als Reste wunderbar wiederverwendet werden. Ich werde Dir Tipps zur richtigen Aufbewahrung und zur Zubereitung von Resten geben.

Diese Tipps und Tricks werden Dir helfen, Knödel zuzubereiten, die nicht nur geschmacklich überzeugen, sondern auch optisch ansprechend sind. Das Geheimnis großartiger Knödel liegt in den Details, und indem Du diese Empfehlungen befolgst, wirst Du in der Lage sein, Deine Knödelküche auf ein neues Niveau zu heben. Ganz gleich, ob Du klassische Knödel zubereitest oder Dich an modernen Variationen versuchst, diese Ratschläge werden Dir auf Deiner kulinarischen Reise von unschätzbarem Wert sein.

III. KLASSISCHE ÖSTERREICHISCHE KNÖDEL

Die klassischen österreichischen Knödel sind das Herzstück der heimischen Küche und ein kulinarisches Erbe, das von Generation zu Generation weitergegeben wird.

Gier widme ich mich den traditionellen Rezepten, die die Wurzeln der österreichischen Knödelkunst repräsentieren.

Diese Gerichte sind geprägt von regionalen Unterschieden und haben im Laufe der Zeit unverändert ihren Platz auf österreichischen Esstischen behauptet.

Von den flaumigen Semmelknödeln Wiens bis zu den deftigen Speckknödeln Tirols, von den saftigen Erdäpfelknödeln der Steiermark bis zu den herzhaften Kaspressknödeln Vorarlbergs - ich werde in die Welt dieser klassischen Knödel eintauchen und mit Dir ihre Geschmacksvielfalt erkunden.

Ich präsentiere Dir ausführliche Rezepte für jede dieser klassischen Knödelvariationen und teile Tipps und Techniken, um sicherzustellen, dass du sie perfekt zubereiten kannst.

Begleite mich auf dieser kulinarischen Reise durch die Traditionen Österreichs und lassen dich von den Aromen und der Authentizität der klassischen österreichischen Knödel verzaubern. Diese Gerichte sind nicht nur ein Gaumenschmaus, sondern auch ein Fenster in die reiche Geschichte und Kultur des Landes.

A. SEMMELKNÖDEL AUS WIEN

Semmelknödel aus Wien sind ein echter Klassiker in der österreichischen Knödelküche. Diese flaumigen und duftenden Knödel bestehen hauptsächlich aus altbackenem Weißbrot und sind bekannt für ihren delikaten Geschmack und ihre besondere Textur. Sie sind ein wahrer Genuss und finden sich oft auf den Tellern der Wiener Familien und in traditionellen Gasthäusern wieder.

Ich werde Dir die Geheimnisse der Zubereitung von Semmelknödeln aus Wien näher bringen, damit Du diesen köstlichen Klassiker zu Hause genießen selber zubereiten kannst.

Rezept: Semmelknödel aus Wien

Zutaten:

- 6 Brötchen/Semmeln (am besten vom Vortag)
- 2 Eier
- 250 ml Milch
- 1 Zwiebel, fein gehackt
- 3 EL Butter
- 2 EL frische Petersilie, fein gehackt
- Salz und Pfeffer nach Geschmack
- Muskatnuss (optional)

Zubereitung:

Die Brötchen in etwa **2 cm große Würfel** schneiden

und in eine große Schüssel geben.

In einem kleinen Topf die **Milch erhitzen**, bis sie heiß ist, aber nicht kocht. Die heiße Milch über die Brotwürfel gießen und gut vermengen.

Die Mischung etwa **10 Minuten stehen lassen**, damit das Brot die Flüssigkeit aufnehmen kann.

In der Zwischenzeit die Butter in einer Pfanne erhitzen und die gehackte Zwiebel darin goldbraun anbraten.

Die Zwiebeln und gehackte Petersilie zu den Brotwürfeln hinzufügen. Ebenso die Eier, die leicht verquirlt werden sollten, um die Mischung zu binden.

Alles gut miteinander vermengen und mit Salz und Pfeffer abschmecken. Wer mag, kann auch eine Prise Muskatnuss hinzufügen.

Forme aus der Mischung etwa golfballgroße Knödel und lege sie auf ein mit Mehl bestäubtes Blech.

In einem großen Topf Wasser zum Kochen bringen, leicht salzen, und die Knödel vorsichtig hineinlegen. **Reduziere die Hitze**, damit das Wasser nur leicht siedet, und koche die Knödel für etwa 20-25 Minuten, bis sie aufgegangen und fest sind.

Mit einem Schaumlöffel die Knödel aus dem Wasser heben und servieren.

Die Semmelknödel aus Wien sind eine köstliche Beilage zu Braten, Soßen oder als eigenständiges Gericht. Ihre zarte Konsistenz und der reiche Geschmack machen sie zu einem unverzichtbaren Teil der österreichischen Küche.

B. SPECKKNÖDEL AUS TIROL

Die Speckknödel aus Tirol sind ein herzhaftes und köstliches Gericht, das sich in den Bergen Österreichs großer Beliebtheit erfreut. Diese Knödel sind bekannt für ihren kräftigen Geschmack und ihre deftige Natur. Sie werden oft in Begleitung von Sauerkraut oder frischen Blattsalaten serviert und sind ein typisches Gericht der alpenländischen Küche.

In diesem Abschnitt erfährst du, wie du die Speckknödel aus Tirol zubereiten kannst, um dich mit einem traditionellen alpenländischen Genuss zu verwöhnen.

Rezept: Speckknödel aus Tirol

Zutaten:

- 250 g altbackenes Weißbrot/Semmeln
- 150 g Tiroler Speck, gewürfelt
- 1 Zwiebel, fein gehackt
- 2 EL Butter
- 2 Eier
- 150 ml Milch
- 2 EL frische Petersilie, fein gehackt
- Salz und Pfeffer nach Geschmack
- Muskatnuss (optional)
- 1 EL Mehl (zum Formen)

Zubereitung:

Zuerst das altbackene Weißbrot in kleine Würfel schneiden und in eine große Schüssel geben.

In einer Pfanne die Butter erhitzen und den gewürfelten Speck darin knusprig braten. Füge die gehackte Zwiebel hinzu und brate sie glasig.

Gieße die Speck-Zwiebel-Mischung über die Brotwürfel.

In einer separaten Schüssel die Eier leicht verquirlen und mit der Milch vermengen. Gieße diese Mischung über die Brot-Speck-Zwiebel-Mischung.

Füge die gehackte Petersilie hinzu und würze alles mit Salz und Pfeffer. Wenn du magst, kannst du auch eine Prise Muskatnuss hinzufügen.

Vermische alle Zutaten gründlich, bis eine homogene Masse entsteht.

Nun ist es Zeit, die Knödel zu formen. Verwende deine Hände und forme aus der Masse etwa tennisballgroße Knödel. Mache deine Hände nass, damit der Teig nicht klebt.

In einem großen Topf Wasser zum Kochen bringen, leicht salzen und die Knödel vorsichtig hineinlegen. Lass sie für etwa 20-25 Minuten bei schwacher Hitze köcheln, bis sie aufgegangen und fest sind.

Die Speckknödel aus dem Wasser heben, abtropfen lassen und servieren.

Die Speckknödel aus Tirol sind ein herzhaftes Gericht, das in Begleitung von Sauerkraut, einem frischen Blattsalat oder einer deftigen Bratensoße hervorragend schmeckt. Ihre Kombination aus knusprigem Speck und weichem Brotteig macht sie zu einem wahren Gaumenschmaus.

C. ERDÄPFELKNÖDEL AUS DER STEIERMARK

Die Erdäpfelknödel aus der Steiermark sind ein kulinarischer Schatz der österreichischen Küche. Diese Knödel, hergestellt aus Kartoffeln (in Österreich als "Erdäpfel" bekannt), sind eine köstliche Beilage oder ein eigenständiges Gericht. Sie zeichnen sich durch ihre samtige Konsistenz und ihren authentischen Geschmack aus, der von der reichen landwirtschaftlichen Tradition der Steiermark geprägt ist.

Ich lade dich dazu ein, die Zubereitung der Erdäpfelknödel aus der Steiermark zu erlernen und die Aromen dieser ländlichen Region in deine Küche zu holen.

Rezept: Erdäpfelknödel aus der Steiermark

Zutaten:

- 1 kg mehlige Kartoffeln (Erdäpfel)
- 150 g Kartoffelstärke
- 1 Ei
- Salz und Pfeffer nach Geschmack
- Eine Prise frisch geriebene Muskatnuss
- 1 EL Butter (zum Anbraten)

Zubereitung:

Die Kartoffeln schälen, in Stücke schneiden und in einem großen Topf mit gesalzenem Wasser kochen, bis sie weich sind. Anschließend abgießen und leicht abkühlen lassen.

Die gekochten Kartoffeln durch eine Kartoffelpresse drücken oder mit einem Kartoffelstampfer zu einem glatten Püree verarbeiten.

Die Kartoffelmasse auf eine saubere Arbeitsfläche geben und die Kartoffelstärke sowie das Ei hinzufügen. Die Mischung mit Salz, Pfeffer und frisch geriebener Muskatnuss abschmecken.

Knete die Mischung vorsichtig zu einem geschmeidigen Teig. Nicht zu lange kneten, da der Teig sonst klebrig wird.

Aus dem Teig etwa tennisballgroße Knödel formen und in leicht kochendem Wasser 15-20 Minuten lang ziehen lassen. Die Knödel sind fertig, wenn sie an die Oberfläche steigen.

In einer Pfanne die Butter erhitzen und die Knödel darin goldbraun anbraten, bis sie eine knusprige Kruste entwickeln.

Die Erdäpfelknödel aus der Steiermark sind nun bereit, serviert zu werden.

Diese Erdäpfelknödel sind eine köstliche Beilage zu Fleischgerichten, können aber auch für sich allein genossen werden. Ihre cremige Konsistenz und der Geschmack von frischen Kartoffeln machen sie zu einem unvergleichlichen Genuss.

D. KASPRESSKNÖDEL AUS VORARLBERG

Die Kaspressknödel aus Vorarlberg sind ein kulinarisches Highlight der österreichischen Küche. Diese herzhaften Käseknödel sind in der Region Vorarlberg, im Westen Österreichs, besonders beliebt. Die Kombination aus würzigem Bergkäse und den weichen Knödeln ergibt ein unvergleichliches Geschmackserlebnis.

Ich nehme dich mit auf eine Reise in die Welt der Kaspressknödel aus Vorarlberg und zeige dir, wie du diese Köstlichkeit zu Hause zubereiten kannst.

Rezept: Kaspressknödel aus Vorarlberg

Zutaten:

- 200 g altbackenes Weißbrot/Semmeln
- 200 g Vorarlberger Bergkäse, grob gerieben
- 1 Zwiebel, fein gehackt
- 2 EL Butter
- 2 Eier
- 100 ml Milch
- Eine Handvoll frische Petersilie, fein gehackt
- Salz und Pfeffer nach Geschmack
- Eine Prise Muskatnuss (optional)
- 2 EL glattes Mehl (zum Formen)

Zubereitung:

Das altbackene Weißbrot in kleine Würfel schneiden und in eine große Schüssel geben.

In einer Pfanne die Butter erhitzen und die gehackte Zwiebel darin glasig anbraten.

Gieße die Zwiebel-Butter-Mischung über die Brotwürfel.

In einer separaten Schüssel die Eier leicht verquirlen und mit der Milch vermengen. Gieße diese Mischung über die Brot-Zwiebel-Mischung.

Füge den grob geriebenen Vorarlberger Bergkäse und die gehackte Petersilie hinzu. Würze alles mit Salz und Pfeffer. Nach Belieben kannst du auch eine Prise Muskatnuss hinzufügen.

Vermische alle Zutaten gründlich, bis eine homogene Masse entsteht.

Jetzt ist es Zeit, die Knödel zu formen. Forme aus der Masse etwa tennisballgroße Knödel. Streue dabei etwas Mehl auf deine Hände, um den Teig nicht klebrig werden zu lassen.

In einer großen Pfanne etwas Butter erhitzen und die Kaspressknödel darin goldbraun braten, bis sie knusprig sind und der Käse geschmolzen ist.

Die Kaspressknödel aus Vorarlberg sind ein wahrer Genuss und werden oft mit einem frischen Blattsalat serviert oder in eine kräftige Suppe gegeben.
Ihr reichhaltiger Käsegeschmack und die knusprige Kruste machen sie zu einem Lieblingsgericht in der Region Vorarlberg.

E. MARILLENKNÖDEL AUS DER WACHAU

Die Marillenknödel aus der Wachau sind eine süße Köstlichkeit und ein wahres Highlight der österreichischen Dessertküche. Die Wachau, bekannt für ihre reifen und aromatischen Marillen (Aprikosen), bietet den idealen Anbauort für diese fruchtigen Köstlichkeiten. Die Kombination aus saftigen Marillen und einem zarten Teigmantel macht diese Knödel zu einem unvergesslichen Genuss.
Ich werde dir zeigen, wie du die süßen Marillenknödel aus der Wachau selbst zubereiten kannst.

Rezept: Marillenknödel aus der Wachau

Zutaten:

- 8 reife Marillen (Aprikosen)
- 200 g Kartoffeln, gekocht und gestampft
- 200 g glattes Mehl
- 1 Ei
- Eine Prise Salz
- 8 Würfelzucker (je etwa 2 cm)
- 8 Stückchen Butter
- Semmelbrösel
- Puderzucker zum Bestreuen

Zubereitung:

Die Marillen waschen, halbieren und den Kern entfernen. Anstelle des Kerns einen Würfel Zucker in jede Marille setzen.

Die gekochten Kartoffeln schälen und gut stampfen, bis sie vollständig zerdrückt sind.

In einer großen Schüssel die gestampften Kartoffeln mit Mehl, einem Ei und einer Prise Salz vermengen, bis ein geschmeidiger Teig entsteht.

Den Teig in 8 gleich große Portionen aufteilen.

Jede Portion Teig in die Hand flach drücken, eine Marille in die Mitte legen und den Teig vorsichtig um die Frucht formen, sodass die Marille mit dem Zucker vollständig eingeschlossen ist.

In einem großen Topf Wasser zum Kochen bringen und leicht salzen.

Die Knödel vorsichtig in das kochende Wasser geben und bei schwacher Hitze etwa 15-20 Minuten lang ziehen lassen, bis sie aufgegangen sind.

In einer Pfanne Semmelbrösel in Butter goldbraun rösten.

Die gekochten Marillenknödel aus dem Wasser heben, in den gerösteten Semmelbröseln wenden und mit Puderzucker bestreuen.

Die Marillenknödel aus der Wachau sind eine wahre Gaumenfreude. Ihr fruchtiges Inneres und der zarte Teigmantel, kombiniert mit den knusprigen Semmelbröseln und dem süßen Puderzucker, machen sie zu einem unwiderstehlichen Dessert.

F. KÄRNTNER REINDLING-KNÖDEL

Die Kärntner Reindling-Knödel sind eine einzigartige Köstlichkeit, die von der kulinarischen Tradition Kärntens inspiriert ist. Dieses Rezept vereint den traditionellen Kärntner Reindling, ein Hefeteiggebäck mit einer aromatischen Füllung aus Rosinen, Zimt und Zucker, mit der herzhaften Welt der Knödel.

Das Ergebnis ist ein wahrer Genuss, der die süßen und deftigen Aromen miteinander verbindet. In diesem Abschnitt möchte ich dir zeigen, wie du die Kärntner Reindling-Knödel selbst zubereiten kannst.

Rezept: Kärntner Reindling-Knödel

Zutaten:

Für den Teig:

- 500 g glattes Mehl
- 1 Würfel frische Hefe
- 250 ml lauwarme Milch
- 80 g Zucker
- 80 g weiche Butter
- 1 Ei
- Eine Prise Salz

Für die Füllung:

- 100 g Rosinen
- 2 EL Zucker
- 2 TL Zimt
- Eine Prise geriebene Zitronenschale
- 2 EL geschmolzene Butter

Zubereitung:

Zuerst die Hefe in der lauwarmen Milch auflösen und mit etwas Zucker bestreuen. Lasse die Hefe etwa 10 Minuten ruhen, bis sie schäumt.

In einer großen Schüssel das Mehl mit dem restlichen Zucker und einer Prise Salz vermengen.

Die aufgelöste Hefe, weiche Butter und ein Ei hinzufügen. Den Teig gut kneten, bis er geschmeidig und elastisch ist.

Den Teig zu einer Kugel formen, mit einem Geschirrtuch abdecken und an einem warmen Ort etwa 1 Stunde lang gehen lassen, bis er sein Volumen verdoppelt hat.

Während der Teig geht, die Rosinen in warmem Wasser einweichen und dann gut abtropfen lassen.

Den aufgegangenen Teig auf einer bemehlten Arbeitsfläche zu einem großen Rechteck ausrollen.

Die geschmolzene Butter gleichmäßig auf dem Teig verteilen und mit Zucker, Zimt, Rosinen und geriebener Zitronenschale bestreuen.

Den Teig von der Längsseite her aufrollen, um eine lange Rolle zu formen.

Schneide die Rolle in etwa 1 cm dicke Scheiben und forme aus jeder Scheibe einen Knödel.

In einem großen Topf Wasser zum Kochen bringen und die Knödel bei schwacher Hitze etwa 15-20 Minuten lang kochen, bis sie aufgegangen sind.

Die Kärntner Reindling-Knödel sind fertig, serviere sie warm.

MAG. EVA PRASCH

Diese Kärntner Reindling-Knödel sind eine einzigartige Kombination aus süß und herzhaft. Ihr duftender Hefeteig und die aromatische Füllung aus Rosinen, Zimt und Zucker machen sie zu einem besonderen Genuss.

G. SALZBURGER NOCKERL-KNÖDEL

Die Salzburger Nockerl-Knödel sind eine kreative Fusion zwischen den berühmten Salzburger Nockerln und herzhaften Knödeln. Salzburger Nockerln sind ein süßes Dessert aus Österreich, doch in diesem einzigartigen Rezept habe ich sie in herzhafte Knödel verwandelt.

Das Ergebnis ist ein kulinarischer Höhepunkt, der die süße Leichtigkeit der Nockerln mit der herzhaften Genießerküche der Alpenregion kombiniert. In diesem Abschnitt nehme ich dich mit auf eine Reise, wie du die Salzburger Nockerl-Knödel selbst zubereiten kannst.

Rezept: Salzburger Nockerl-Knödel

Zutaten:

Für den Teig:

- 250 g glattes Mehl
- 1 Ei
- 125 ml Wasser
- Eine Prise Salz

Für die Füllung:

- 200 g gekochter Schinken, gewürfelt
- 150 g Emmentaler Käse, gewürfelt
- 1 Zwiebel, fein gehackt

- 2 EL Butter

Für die Salbeibutter:

- 4 EL Butter
- Einige frische Salbeiblätter
- Salz und Pfeffer nach Geschmack

Zubereitung:

Für den Teig das Mehl mit Ei, Wasser und einer Prise Salz in einer Schüssel zu einem geschmeidigen Teig verkneten.

Den Teig auf einer bemehlten Arbeitsfläche dünn ausrollen.

In einer Pfanne die fein gehackte Zwiebel in 2 EL Butter glasig braten.

Die gewürfelten Schinken- und Käsestücke gleichmäßig auf dem Teig verteilen. Die gebratenen Zwiebeln hinzufügen.

Den Teig vorsichtig zusammenklappen, um die Füllung zu bedecken, und dann kleine Knödel formen.

In einem großen Topf Wasser zum Kochen bringen und die Knödel darin etwa 15-20 Minuten lang kochen, bis sie aufgegangen sind.

In einer separaten Pfanne die Butter für die Salbeibutter schmelzen. Füge die frischen Salbeiblätter hinzu und brate sie leicht an. Mit Salz und Pfeffer abschmecken.

Die gekochten Salzburger Nockerl-Knödel mit der Salbeibutter servieren.

Die Salzburger Nockerl-Knödel sind eine köstliche Kreation, die die besten Elemente der österreichischen Küche miteinander verbindet. Die Kombination von Schinken, Käse und Zwiebeln in einem knusprigen Teigmantel, abgerundet mit aromatischer Salbeibutter, macht sie zu einem unvergesslichen Genuss.

IV. MODERNE VARIATIONEN

Während die klassischen österreichischen Knödel nach wie vor einen festen Platz in der heimischen Küche haben, hat die moderne kulinarische Kreativität neue Wege eröffnet, um dieses traditionelle Gericht neu zu interpretieren.
Ich entdecke gemeinsam mit Dir zeitgenössische Ansätze und kreative Ideen, wie Knödel in die moderne Küche integriert werden können.
Diese Variationen sind ein Beweis dafür, dass die Welt der Knödel sich ständig weiterentwickelt und dennoch ihre Wurzeln in der österreichischen Tradition bewahrt.

Hier werde ich innovative Rezepte und Zutaten vorstellen, die die Welt der Knödel erweitern und den Gaumen mit aufregenden Geschmackserlebnissen verwöhnen.
Die Rezepte in diesem Abschnitt werden diejenigen ansprechen, die die klassischen Knödel lieben und gleichzeitig offen für neue und aufregende Variationen sind.
Lass dich von der Welt der modernen Knödelkreationen mit den innovativen Geschmackskombinationen inspirieren.

A. VEGETARISCHE KNÖDEL

Vegetarische Knödel sind eine köstliche und vielseitige Alternative zu den traditionellen Knödeln, die oft Fleisch oder Wurst enthalten.

Hier werde ich die Welt der fleischlosen Knödel erkunden und Dir zeigen, wie sich köstliche vegetarische Zutaten in diesen österreichischen Klassiker integrieren lassen.
Diese Rezepte sind nicht nur für Vegetarier geeignet, sondern bieten auch allen Genießern eine gesunde und schmackhafte Alternative.
Ob du auf der Suche nach einem herzhaften Hauptgericht oder einer abwechslungsreichen Beilage bist, diese vegetarischen Knödel werden deinen Gaumen verwöhnen.

Rezept: Spinat-Kartoffel-Knödel (Vegetarisch)

<u>Zutaten:</u>

- 500 g mehlige Kartoffeln
- 200 g frischer Spinat, gewaschen und gehackt
- 1 Zwiebel, fein gehackt
- 2 EL Butter

- 200 g glattes Mehl
- 1 Ei
- Eine Prise Muskatnuss
- Salz und Pfeffer nach Geschmack

Zubereitung:

Die mehligen Kartoffeln schälen, in Stücke schneiden und in einem Topf mit leicht gesalzenem Wasser kochen, bis sie weich sind. Dann abgießen und abkühlen lassen.

In einer Pfanne 1 EL Butter erhitzen und die gehackte Zwiebel darin glasig braten. Füge den gewaschenen und gehackten Spinat hinzu und dünste ihn, bis er zusammenfällt. Lass die Mischung abkühlen.

Die gekochten Kartoffeln zerdrücken und mit dem Mehl, dem Ei, der restlichen Butter, der Muskatnuss und der Spinat-Zwiebel-Mischung vermengen.

Den Teig mit Salz und Pfeffer abschmecken.

Aus dem Teig kleine Knödel formen und in leicht kochendem Wasser 15-20 Minuten kochen, bis sie aufgegangen sind.

Serviere die Spinat-Kartoffel-Knödel warm.

Diese vegetarischen Spinat-Kartoffel-Knödel sind eine gesunde und schmackhafte Wahl. Ihr zarter Spinatgeschmack und die herzhafte Konsistenz machen sie zu einer großartigen Beilage oder einem eigenständigen Gericht.

1. Spinat-Ricotta-Knödel

Die Spinat-Ricotta-Knödel sind eine verlockende vegetarische Variante der traditionellen österreichischen Knödel.

Ich werde eine Kombination aus frischem Spinat und cremigem Ricotta-Käse nutzen, um diese köstlichen Knödel zu kreieren. Die Mischung aus herzhaftem Spinat und zartem Ricotta verleiht den Knödeln eine unvergleichliche Geschmacksfülle und eine sanfte Textur. Dieses Rezept ist perfekt für alle, die auf der Suche nach einer schmackhaften und gesunden vegetarischen Option sind.

Rezept: Spinat-Ricotta-Knödel

Zutaten:

Für die Knödel:

- 500 g frischer Spinat, gewaschen und gehackt
- 250 g Ricotta-Käse
- 200 g glattes Mehl
- 2 Eier
- Eine Prise Muskatnuss
- Salz und Pfeffer nach Geschmack

Für die Butter-Salbei-Sauce:

- 4 EL Butter
- Einige frische Salbeiblätter
- Salz und Pfeffer nach Geschmack
- Frisch geriebener Parmesan (optional, zum Servieren)

Zubereitung:

Den frischen Spinat in kochendem Wasser blanchieren, bis er zusammenfällt. Dann in einem Sieb abtropfen und auskühlen lassen.

Den abgekühlten Spinat gut ausdrücken, um

überschüssiges Wasser zu entfernen.

Den Spinat in einer Schüssel mit dem Ricotta-Käse vermengen.

Mehl, Eier und eine Prise Muskatnuss hinzufügen. Den Teig mit Salz und Pfeffer abschmecken und gründlich vermengen.

Aus dem Teig kleine Knödel formen und in leicht kochendem Wasser 15-20 Minuten lang kochen, bis sie aufgegangen sind.

In einer separaten Pfanne die Butter für die Sauce schmelzen. Füge die frischen Salbeiblätter hinzu und brate sie leicht an. Mit Salz und Pfeffer abschmecken.

Die gekochten Spinat-Ricotta-Knödel mit der Butter-Salbei-Sauce übergießen und nach Belieben mit frisch geriebenem Parmesan bestreuen.

Diese Spinat-Ricotta-Knödel sind eine wahre Gaumenfreude. Ihre Kombination aus herzhaftem Spinat, cremigem Ricotta-Käse und der aromatischen Salbei-Butter-Sauce macht sie zu einer unwiderstehlichen Option für Vegetarier und Genießer gleichermaßen.

2. Pilz-Kartoffel-Knödel

Pilze sind eine wunderbare Zutat, um herzhafte Aromen und Geschmackstiefe in unsere Gerichte zu bringen.

Ich werde mich mit Dir auf eine Reise zu den köstlichen Pilz-Kartoffel-Knödeln begeben. Diese knusprigen Knödel sind eine perfekte Kombination aus saftigen Pilzen und Kartoffeln, die in einem köstlichen Teigmantel verpackt sind. Sie sind nicht nur eine großartige Beilage, sondern auch ein wunderbares Hauptgericht für alle Pilzliebhaber. In diesem Abschnitt wirst du erfahren, wie du diese herzhaften Knödel zu Hause zubereiten kannst.

Tauche ein in die Welt der Pilze und Kartoffeln, und lasse dich von den Aromen dieser Pilz-Kartoffel-Knödel verführen. Dieses Rezept ist eine Hommage an die kulinarische Vielfalt und den herzhaften Genuss, den Pilze in der österreichischen Küche bieten.

Rezept: Pilz-Kartoffel-Knödel

Zutaten:

Für den Teig:

- 500 g mehlige Kartoffeln
- 200 g Champignons oder Waldpilze, fein gehackt
- 1 Zwiebel, fein gehackt
- 2 EL Butter
- 200 g glattes Mehl
- 1 Ei
- Eine Prise Muskatnuss
- Salz und Pfeffer nach Geschmack

Für die Pilzsoße:

- 200 g Champignons oder Waldpilze, in dünne Scheiben geschnitten
- 1 Zwiebel, fein gehackt
- 2 EL Butter
- 200 ml Gemüsebrühe
- 200 ml Sahne
- Salz und Pfeffer nach Geschmack
- Frische Petersilie, fein gehackt (zum Garnieren)

Zubereitung:

Die mehligen Kartoffeln schälen, in Stücke schneiden und in einem Topf mit leicht gesalzenem Wasser kochen, bis sie weich sind. Dann abgießen und abkühlen lassen.

In einer Pfanne 1 EL Butter erhitzen und die gehackte Zwiebel darin glasig braten. Füge die fein gehackten Pilze hinzu und brate sie, bis sie Wasser abgeben und dieses verdampft ist. Lass die Mischung abkühlen.

Die gekochten Kartoffeln zerdrücken und mit dem Mehl, dem Ei, der restlichen Butter, der Pilzmischung, einer Prise Muskatnuss und Salz und Pfeffer vermengen. Der Teig sollte nicht zu klebrig sein. Falls nötig, kannst du mehr Mehl hinzufügen.

Aus dem Teig kleine Knödel formen und in leicht kochendem Wasser 15-20 Minuten kochen, bis sie aufgegangen sind.

Während die Knödel kochen, bereite die Pilzsoße zu. In einer Pfanne 2 EL Butter schmelzen und die fein gehackten Zwiebeln darin anschwitzen. Füge die Pilzscheiben hinzu und brate sie, bis sie leicht gebräunt sind.

Gieße die Gemüsebrühe und Sahne über die Pilze und lasse die Soße einkochen, bis sie etwas eindickt. Mit Salz und Pfeffer abschmecken.

Die gekochten Pilz-Kartoffel-Knödel mit der Pilzsoße übergießen und mit frisch gehackter Petersilie garnieren.

Diese Pilz-Kartoffel-Knödel sind eine wunderbare Mischung aus saftigen Pilzen und zarten Kartoffeln. Die cremige Pilzsoße rundet das Gericht perfekt ab. Serviere sie als Hauptgericht oder als Beilage zu Braten für ein herzhaftes Mahl.

B. INTERNATIONALE FUSION

Die österreichische Küche hat sich im Laufe der Zeit weiterentwickelt und wurde von Einflüssen aus aller Welt bereichert.

Hier erkunde ich die aufregende Welt der Knödel in einer globalen Perspektive. Diese kreativen und innovativen Rezepte kombinieren österreichische Knödel mit Einflüssen aus anderen Ländern, um völlig neue Geschmackserlebnisse zu schaffen.

Die internationale Fusion öffnet die Tür zu einer kulinarischen Reise um die Welt, bei der exotische Zutaten und Techniken aus verschiedenen Ländern miteinander verschmelzen. Du wirst erstaunt sein, wie vielfältig und spannend Knödel sein können, wenn sie mit anderen kulinarischen Traditionen kombiniert werden.

In diesem Abschnitt wirst du auf eine Geschmacksreise gehen und Rezepte entdecken, die österreichische Knödel mit Einflüssen aus der ganzen Welt kombinieren. Von asiatischen Aromen bis hin zu mediterranen Einflüssen - die internationalen Fusionen bieten eine neue Dimension für Knödel-Liebhaber und versprechen aufregende kulinarische Abenteuer.

1. Sushi-Knödel

Die Verschmelzung österreichischer Knödel mit der Eleganz und

Finesse der japanischen Küche ergibt eine einzigartige Fusion, die ich hier vorstelle.

Die Sushi-Knödel sind eine aufregende Mischung aus österreichischer und japanischer Kulinarik, die die traditionellen Knödel auf eine internationale Ebene hebt.

Diese kreativen Köstlichkeiten kombinieren die Herzhaftigkeit der österreichischen Knödel mit der Präzision und Kunstfertigkeit des Sushi-Handwerks.

Anschließend erfährst Du, wie du Sushi-Knödel zubereiten kannst, die Aromen und Texturen aus beiden Kulturen miteinander verbinden. Dieses Gericht ist ein perfektes Beispiel dafür, wie die Kulinarik Grenzen überwinden kann und neue Genusserlebnisse schafft.

Rezept: Sushi-Knödel

Zutaten:

Für die Füllung:

- 200 g Sushi-Reis
- 4 Nori-Algenblätter
- 150 g roher Lachs, in dünne Streifen geschnitten
- 1 Avocado, in dünne Scheiben geschnitten
- 1/2 Gurke, in dünne Streifen geschnitten
- Sojasoße und Wasabi zum Servieren

Für den Teig:

- 200 g glattes Mehl
- 1 Ei
- 100 ml Wasser
- Salz

Zubereitung:

Koche den Sushi-Reis gemäß den Anweisungen auf der Verpackung und lasse ihn abkühlen.

In einer Schüssel Mehl, Ei, Wasser und eine Prise Salz vermengen, um den Teig für die Knödel zuzubereiten.

Die Nori-Algenblätter auf eine Bambusmatte legen und eine dünne Schicht Sushi-Reis gleichmäßig darauf verteilen.

Die Lachsstreifen, Avocadoscheiben und Gurkenstreifen auf den Reis legen.

Roll die Nori-Algenblätter mithilfe der Bambusmatte zu festen Rollen auf.

Schneide die Rollen in etwa 2 cm dicke Stücke, um die Sushi-Knödel zu formen.

Koche die Sushi-Knödel in leicht kochendem Wasser etwa 10 Minuten lang, bis sie aufgegangen sind.

Serviere die Sushi-Knödel mit Sojasoße und Wasabi.

Dies ist ein perfektes Beispiel für die kreative Fusion von kulinarischen Traditionen aus verschiedenen Teilen der Welt.

2. Tex-Mex-Knödel mit Guacamole

Hier präsentiere ich eine aufregende Fusion zwischen der herzhaften österreichischen Knödeltradition und den würzigen Aromen der Tex-Mex-Küche.

Diese Knödel sind eine köstliche Verbindung von köstlichem Teig und herzhaftem Tex-Mex-Geschmack. Die Kombination von Gewürzen, Gemüse und Käse macht diese Knödel zu einem unvergesslichen Genusserlebnis.

Die Tex-Mex-Knödel sind inspiriert von den kulinarischen Einflüssen der mexikanisch-amerikanischen Küche und bieten eine einzigartige Geschmackspalette.

Du wirst erfahren, wie du diese aufregenden Knödel zu Hause zubereiten kannst, begleitet von einer erfrischenden Guacamole.

Rezept: Tex-Mex-Knödel mit Guacamole

Zutaten:

Für die Tex-Mex-Knödel:

- 500 g mehlige Kartoffeln, geschält und gewürfelt
- 200 g Cheddar-Käse, gerieben
- 1 rote Paprika, gewürfelt
- 1 Dose Mais, abgetropft
- 1 Zwiebel, fein gehackt
- 2 TL Chili-Pulver
- 1 TL Kreuzkümmel
- Salz und Pfeffer nach Geschmack
- 200 g glattes Mehl
- 1 Ei
- Eine Prise Paprikapulver

Für die Guacamole:

- 2 reife Avocados
- 1 Tomate, gewürfelt
- 1/2 Zwiebel, fein gehackt
- Saft von 1 Limette
- Frischer Koriander, gehackt
- Salz und Pfeffer nach Geschmack

Zubereitung:

Koche die Kartoffeln in leicht gesalzenem Wasser, bis sie weich sind. Dann abgießen und abkühlen lassen.

In einer großen Schüssel die abgekühlten Kartoffeln zerdrücken und den Cheddar-Käse, die gewürfelte Paprika, den Mais, die fein gehackte Zwiebel, Chili-Pulver, Kreuzkümmel, Salz und Pfeffer hinzufügen.

In einer separaten Schüssel das Mehl mit einem Ei und einer Prise Paprikapulver vermengen.

Forme aus der Kartoffelmischung und dem Teig kleine Knödel.

Koche die Knödel in leicht kochendem Wasser etwa 15-20 Minuten lang, bis sie aufgegangen sind.

Während die Knödel kochen, bereite die Guacamole vor.

Die Avocados schälen, entkernen und in einer Schüssel zerdrücken. Füge die gewürfelte Tomate, die gehackte Zwiebel, den Limettensaft, Koriander, Salz und Pfeffer hinzu.

Serviere die Tex-Mex-Knödel mit der Guacamole.

Die Tex-Mex-Knödel mit Guacamole sind eine aufregende Fusion aus herzhaftem Teig und würzigen Tex-Mex-Aromen. Die cremige Guacamole rundet dieses Gericht perfekt ab.

Dies ist ein Beispiel dafür, wie verschiedene kulinarische Traditionen miteinander kombiniert werden können, um neue, aufregende Geschmackserlebnisse zu schaffen.

C. DESSERT-KNÖDEL

Knödel, die normalerweise als herzhafte Speise bekannt sind, können auch in köstliche Desserts verwandelt werden.
Ich werde hier die süße Seite der österreichischen Knödeltradition mit Dir erkunden. Du erfährst, wie Knödelteig und süße Füllungen miteinander kombiniert werden, um Dessert-Knödel zu zaubern, die deine süßen Gelüste überzeugen werden.

Ob mit Früchten, Schokolade, Nüssen oder Marmelade gefüllt, Dessert-Knödel bieten eine verlockende Auswahl an süßen Kreationen.
Dieser Abschnitt ist eine Hommage an die süße Verführung und zeigt, wie die Vielseitigkeit von Knödeln in der Küche von herzhaft auf süß wechseln kann. Entdecke die süßen Knödel und lasse dich von den himmlischen Dessertvariationen inspirieren.

1. Topfenknödel mit Vanillesauce

Topfenknödel mit Vanillesauce sind ein wahrer Klassiker in der österreichischen Dessertküche.
Diese köstlichen Knödel bestehen aus Topfen, der österreichischen Variante des Quark oder Frischkäses, und werden in einer zarten Teighülle gekocht. Das Ergebnis ist ein Dessert von cremiger Textur, das in einer süßen Vanillesauce badet. Dieses Dessert ist ein wahrer Genuss für alle, die süße Köstlichkeiten lieben.

Rezept: Topfenknödel mit Vanillesauce

Zutaten:

Für die Knödel:

- 500 g Topfen (Quark oder Frischkäse)
- 100 g Butter, weich
- 2 Eier
- 200 g Semmelbrösel
- 100 g Zucker
- Eine Prise Salz
- Zitronenschale (von einer Zitrone)
- 1 TL Vanillezucker
- Eine Prise Zimt
- 100 g glattes Mehl

Für die Vanillesauce:

- 500 ml Milch
- 1 Vanilleschote, längs aufgeschnitten
- 3 Eigelb
- 100 g Zucker
- 1 EL Maizena (Speisestärke)

Zubereitung:

In einer Schüssel den Topfen, weiche Butter, Eier, Semmelbrösel, Zucker, eine Prise Salz, Zitronenschale, Vanillezucker, Zimt und Mehl vermengen. Der Teig sollte glatt und geschmeidig sein.

Aus dem Teig kleine Knödel formen und in leicht kochendem Wasser etwa 15-20 Minuten lang kochen, bis sie aufgegangen sind.

Während die Knödel kochen, bereite die Vanillesauce zu. Die Vanilleschote auskratzen und das Mark mit der Milch in einem Topf erhitzen, bis es fast kocht. Dann die Vanilleschote entfernen.

In einer separaten Schüssel die Eigelb mit Zucker und Maizena verrühren.

Die heiße Milch langsam zur Eigelb-Mischung gießen, dabei ständig rühren, um Klumpen zu vermeiden.

Die Ei-Milch-Mischung zurück in den Topf geben und unter ständigem Rühren bei mittlerer Hitze eindicken lassen.

Die Vanillesauce über die fertigen Topfenknödel gießen und servieren.

Topfenknödel mit Vanillesauce sind eine wahre Gaumenfreude. Die Kombination von cremigen Knödeln und der süßen, aromatischen Vanillesauce ist ein Desserttraum, der in Österreich und weit darüber hinaus geschätzt wird.

2. Schokoladenknödel mit Himbeersauce

Schokolade und Himbeeren – eine Kombination, die die Sinne verzaubert. In diesem Rezept verschmelzen Schokolade und frische Himbeeren zu einem unwiderstehlichen Dessert, das selbst den anspruchsvollsten Gaumen begeistern wird. Diese Schokoladenknödel sind eine süße Versuchung, die von einer fruchtigen Himbeersauce begleitet wird.

Rezept: Schokoladenknödel mit Himbeersauce

Zutaten:

Für die Schokoladenknödel:

- 200 g dunkle Schokolade, grob gehackt
- 100 g Butter
- 100 g Zucker
- 3 Eier

- 200 g glattes Mehl
- Eine Prise Salz
- 1 TL Backpulver
- 1 TL Vanilleextrakt

Für die Himbeersauce:

- 200 g frische Himbeeren
- 50 g Zucker
- Saft von 1 Zitrone
- 1 TL Stärke (z. B. Maizena) + 2 TL Wasser, zu einer Paste verrührt

<u>Zubereitung:</u>

Die dunkle Schokolade und Butter in einem Topf bei niedriger Hitze schmelzen und gut vermengen. Vom Herd nehmen und etwas abkühlen lassen.

Den Zucker, die Eier, eine Prise Salz und den Vanilleextrakt in einer separaten Schüssel vermengen.

Die geschmolzene Schokoladenmischung zu der Eiermischung geben und gut vermengen.

Das Mehl und das Backpulver hinzufügen und zu einem Teig verarbeiten.

Aus dem Teig kleine Knödel formen.

Koche die Schokoladenknödel in leicht kochendem Wasser etwa 15-20 Minuten lang, bis sie aufgegangen sind.

Während die Knödel kochen, bereite die Himbeersauce zu. Die frischen Himbeeren, Zucker und Zitronensaft in einem Topf erhitzen und sanft köcheln lassen.

Rühre die Stärke-Wasser-Paste ein, um die Sauce einzudicken.

Die Schokoladenknödel auf Tellern anrichten, mit der Himbeersauce übergießen und servieren.

Schokoladenknödel mit Himbeersauce sind ein himmlisches Dessert, das Schokoladenliebhaber und Beerenfreunde gleichermaßen begeistern wird. Der Kontrast zwischen der reichen Schokolade und der fruchtigen Himbeersauce macht dieses Dessert zu einem wahren Genuss für die Sinne.

V. BEILAGEN UND SAUCEN

In diesem Abschnitt widme ich mich einem entscheidenden Aspekt der Knödelküche – den Beilagen und Saucen, die Knödel zu einer vollständigen Mahlzeit machen. Knödel allein sind bereits köstlich, aber sie entfalten erst ihr volles Potenzial, wenn sie von den richtigen Beilagen und Saucen begleitet werden.

Die richtige Beilage kann den Geschmack und die Textur der Knödel ergänzen und kontrastieren. Ob knackiger Salat oder gedünstetes Gemüse, die Auswahl der Beilage kann das Geschmackserlebnis erheblich beeinflussen.

Darüber hinaus sind Saucen eine weitere Möglichkeit, Knödel zu verfeinern. Ob klassische Bratensoßen, frische Kräutersaucen oder exotische Dips, die richtige Sauce kann die Knödel in ein kulinarisches Meisterwerk verwandeln.

In diesem Abschnitt erfährst du mehr über die vielfältigen Möglichkeiten, Knödel mit Beilagen und Saucen zu kombinieren, um eine Mahlzeit zu kreieren, die deinen individuellen Vorlieben entspricht. Die richtige Kombination von Knödeln, Beilagen und Saucen wird dir helfen, eine ausgewogene und schmackhafte Mahlzeit zuzubereiten, die für jeden Anlass geeignet ist. Tauche ein in die Welt der Knödel und entdecke, wie du sie nach deinem

Geschmack abrunden kannst.

A. TRADITIONELLE KNÖDELSAUCEN

Traditionelle Knödelsaucen sind das Herzstück der österreichischen Knödelküche und spielen eine entscheidende Rolle dabei, den Geschmack und die Textur der Knödel zu ergänzen. Diese Saucen, die oft Generationen von Familien überliefert worden, sind ein wesentlicher Bestandteil jeder klassischen Knödelmahlzeit.

Hier sind einige der beliebtesten traditionellen Knödelsaucen in Österreich:

Bratensaucen (Saucen):

Diese kräftige Bratensaucen ist ein Klassiker und passt hervorragend zu herzhaften Knödeln, insbesondere den Speckknödeln. Sie wird aus Bratensaft, Gemüse, Kräutern und eventuell etwas Mehl zubereitet und verleiht den Knödeln eine zusätzliche herzhafte Note.

Schmelzbutter (Butterschmalz):

Schmelzbutter, auch Butterschmalz genannt, ist eine einfache, aber köstliche Sauce, die oft zu süßen Knödeln wie Marillenknödeln oder Topfenknödeln serviert wird. Die Butter wird geschmolzen, bis sie goldbraun ist, und dann über die Knödel gegossen.

Pilzsauce:

Eine reichhaltige Pilzsauce ist die perfekte Begleitung für Knödel, die mit Pilzen gefüllt sind. Die Sauce wird aus Pilzen,

Zwiebeln, Sahne und Kräutern zubereitet und verleiht den Knödeln eine erdige, herzhafte Note.

Kartoffelsuppe:
In einigen Regionen Österreichs werden Knödel gerne in einer klaren Kartoffelsuppe serviert. Die warme Suppe umhüllt die Knödel und verleiht ihnen eine zusätzliche Schicht Geschmack.

Apfelmus:
Besonders zu Topfenknödeln wird gerne selbstgemachtes Apfelmus serviert. Die süße und leicht säuerliche Note des Apfelmus harmoniert perfekt mit der Cremigkeit der Knödel.

Diese traditionellen Knödelsaucen haben im Laufe der Zeit viele Variationen und Familienrezepte hervorgebracht. Sie sind ein wesentlicher Bestandteil der Knödelküche und tragen dazu bei, den Geschmack und die Textur der Knödel zu vervollkommnen. Unabhängig von der gewählten Sauce sind traditionelle Knödelsaucen ein wesentlicher Bestandteil der österreichischen Knödeltradition und verleihen den Gerichten eine einzigartige Identität.

B. MODERNE BEGLEITER FÜR KNÖDEL

Während traditionelle Saucen nach wie vor einen festen Platz in der österreichischen Knödelküche haben, sind moderne Begleiter für Knödel immer beliebter geworden. Diese zeitgemäßen Saucen und Beilagen bieten eine aufregende Vielfalt, die die Knödelküche auf eine neue Ebene hebt.

Hier sind einige moderne Begleiter, die eine perfekte Ergänzung zu deinen Knödeln darstellen:

Tomaten-Basilikum-Sauce:
Die frische und würzige Kombination von Tomaten und Basilikum verleiht den Knödeln eine mediterrane Note. Diese Sauce eignet sich besonders gut für Gemüse- oder Käseknödel.

Pesto:
Pesto, sei es klassisch aus Basilikum und Pinienkernen oder in Variationen wie Rucola-Pesto, verleiht Knödeln eine herrlich aromatische und nussige Geschmacksnote.

Rahmsauce mit Kräutern:
Eine reichhaltige Rahmsauce mit frischen Kräutern wie Petersilie, Dill oder Estragon verleiht den Knödeln eine cremige und würzige Note.

Zitronenbutter:

Zitronenbutter ist eine erfrischende Begleitung für Knödel. Die Kombination von Butter, Zitronensaft und -zesten verleiht den Knödeln eine zitrusfrische Note.

Currysauce:

Eine würzige Currysauce ist eine aufregende Ergänzung zu herzhaften Knödeln. Sie verleiht den Knödeln eine exotische Geschmacksrichtung.

Chili-Knoblauch-Öl:

Für die Liebhaber von scharfem Geschmack ist ein Chili-Knoblauch-Öl eine mutige Wahl. Es verleiht den Knödeln eine feurige Schärfe.

Gemischte Blattsalate:

Leicht angebratene oder rohe Blattsalate sind eine gesunde und erfrischende Beilage zu Knödeln und tragen dazu bei, das Geschmackserlebnis auszubalancieren.

Moderne Begleiter für Knödel eröffnen eine Welt der kulinarischen Kreativität und ermöglichen es, Knödel zu personalisieren und den eigenen Geschmack zu betonen. Ob herzhaft oder süß, die Vielfalt der modernen Begleiter verleiht den Knödeln eine zeitgemäße Note und lässt Raum für individuelle Experimente. Lass dich von diesen modernen Saucen und Beilagen inspirieren und finde die perfekte Kombination für deine nächsten Knödelgerichte.

VI. TIPPS ZUR AUFBEWAHRUNG UND RESTEVERWERTUNG

In diesem Abschnitt widme ich mich der wichtigen Frage der Aufbewahrung von Knödeln und der kreativen Resteverwertung, um sicherzustellen, dass keine Köstlichkeiten verschwendet werden. Denn Knödel sind oft in größeren Mengen zubereitet und es kann vorkommen, dass einige übrig bleiben.

Diese praktischen Tipps werden dir helfen, Knödel frisch und schmackhaft zu halten und gleichzeitig Reste in neue, schmackhafte Gerichte zu verwandeln.

Tipps zur Aufbewahrung von Knödeln:

Kühlschrank:

Wenn du übrig gebliebene Knödel hast, bewahre sie im Kühlschrank in einem luftdichten Behälter auf. Sie bleiben so mehrere Tage frisch.

Einfrieren:

Knödel eignen sich hervorragend zum Einfrieren. Lege sie einzeln auf ein Tablett und friere sie ein. Sobald sie gefroren sind, kannst du sie in einem Gefrierbeutel aufbewahren. Dies ermöglicht es, nur so viele Knödel aufzutauen, wie du brauchst.

Kreative Resteverwertung:

Knödelsalat:
Schneide übrig gebliebene Knödel in dünne Scheiben und brate sie knusprig an. Serviere sie auf einem Salatbett mit Dressing und frischen Gemüsebeilagen.

Suppeneinlage:
Klein gewürfelte Knödel eignen sich hervorragend als Einlage für Suppen. Füge sie deiner Lieblingssuppe hinzu, um ihr eine herzhafte Note zu verleihen.

Auflauf:
Schneide Knödel in Würfel und verwende sie als Basis für einen herzhaften Auflauf. Füge Gemüse, Käse und Sahnesauce hinzu, backe sie im Ofen, bis sie goldbraun und knusprig sind.

Kross gebraten:
Brate die Knödelreste in einer Pfanne mit etwas Butter, bis sie knusprig und goldbraun sind. Sie sind eine köstliche Beilage zu Fleischgerichten.

Mit diesen Aufbewahrungstipps und kreativen Ideen zur Resteverwertung kannst du sicherstellen, dass keine Knödel verschwendet werden. Knödel sind vielseitig und können in zahlreichen Gerichten wieder verwendet werden, um köstliche Mahlzeiten zu zaubern.

VII. DANKSAGUNG AN LESERINNEN UND LESER

Es ist an der Zeit, unsere tiefe Dankbarkeit an Dich auszusprechen. Eine Reise mit Dir durch die Welt der Knödel, von traditionellen Rezepten bis zu kreativen Variationen, war eine kulinarische Entdeckungsreise, und Du hast diese Reise mit uns geteilt.

Ich hoffe, dass dieses Buch Deine Leidenschaft für gutes Essen geweckt, Deine Kochkünste bereichert und Dir einige unvergessliche kulinarische Erlebnisse beschert hat. Die Knödel sind nicht nur ein kulinarischer Genuss, sondern auch ein Stück österreichischer Kultur und Tradition, das wir gerne mit Dir geteilt haben.

Dein Interesse an diesem Buch bedeutet mir viel. Ich hoffe, dass Du die Rezepte genossen hast und sie in deinem eigenen Zuhause ausprobiert hast.
Die Welt der Knödel ist vielfältig und bietet unzählige Möglichkeiten für Kreativität in der Küche.

Ich möchte mich herzlich bei Dir bedanken und hoffen, dass Du weiterhin Freude daran hast, meine Kochbücher zu lesen.
Deine Begeisterung für gutes Essen ist eine Inspiration für mich, und ich freue mich darauf, weitere kulinarische Abenteuer mit Dir zu teilen.

Mit herzlichem Dank und den besten kulinarischen Wünschen,
Eva

ÜBER MICH

Liebe Leserin, lieber Leser, ich möchte mich dir gerne vorstellen und einen Einblick in die Entstehung dieses Buches geben.

Mein Name ist Eva, und ich bin leidenschaftliche Köchin und Food-Enthusiastin.
Die Idee, ein Buch über Knödel zu schreiben, entstand aus meiner Liebe zur österreichischen Küche und meiner Faszination für die Vielfalt, die Knödel bieten. Die österreichische Knödeltradition ist reichhaltig, vielseitig und voller Geschmack, und ich wollte diese kulinarische Schatzkiste mit dir teilen.

Mit meiner Reise durch Österreich habe ich von den Semmelknödeln in Wien bis zu Kaspressknödeln in Vorarlberg, jede Region hat ihre eigenen einzigartigen Rezepte und Zubereitungstechniken, festgehalten. Dieses Buch ist das Ergebnis meiner kulinarischen Erkundungen und meiner Leidenschaft, die besten Knödelrezepte aus ganz Österreich zusammenzutragen.

Mein Ziel war es, dieses Buch so zugänglich wie möglich zu gestalten, damit du die Welt der Knödel in deiner eigenen Küche entdecken und genießen kannst. Egal, ob du eine erfahrene Köchin oder ein Neuling in der Küche bist, ich hoffe, dass die klaren Anleitungen und vielfältigen Rezepte in diesem Buch dir bei der Zubereitung köstlicher Knödel helfen.

Ich habe großen Wert darauf gelegt, traditionelle Rezepte zu bewahren und gleichzeitig moderne Variationen zu präsentieren, die das Erbe der österreichischen Küche in die Gegenwart tragen. Mein Wunsch ist es, dass du in den Rezepten dieses Buches nicht nur Mahlzeiten findest, sondern auch kulinarische Abenteuer, die dich dazu inspirieren, in der Küche kreativ zu werden.

Ich hoffe, dass dieses Buch für dich nicht nur ein Kochbuch ist, sondern auch eine Reise durch die köstliche Welt der österreichischen Knödel. Viel Freude beim Lesen, Kochen und Genießen!

Mit herzlichen Grüßen,
Eva

IMPRESSUM

Mag. Eva Prasch

Abt Balthasar-Straße 7

2651 Reichenau an der Rax

web: https://evaprasch.com/

www.ingramcontent.com/pod-product-compliance
Lightning Source LLC
Chambersburg PA
CBHW050854260726
48660CB00006B/2622